ESSAI

SUR

LA MÉLANCOLIE

PAR

LE DOCTEUR G. LIÉNARD

Médecin-Major

à l'Hôpital Militaire de Sedan

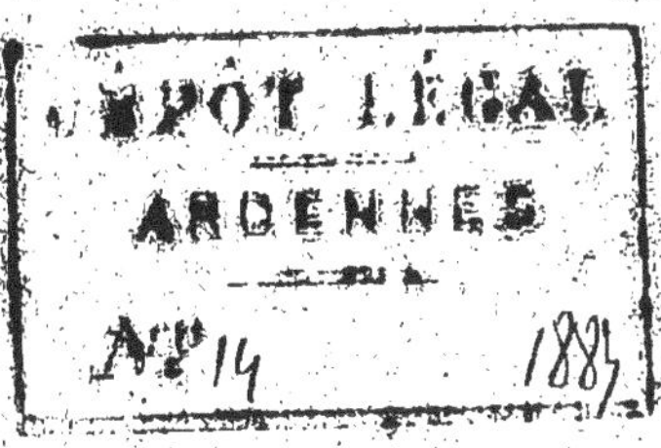

Mémoire couronné par l'Académie de Médecine

(PRIX LEFÈVRE)

dans sa séance du 2 Août 1882

SEDAN

IMPRIMERIE DE JULES LAROCHE

22, GRANDE RUE, 22

1883

ESSAI

SUR

LA MÉLANCOLIE

PAR

LE DOCTEUR G. LIÉNARD

Médecin-Major

à l'Hôpital Militaire de Sedan

Mémoire couronné par l'Académie de Médecine

(PRIX LEFÈVRE)

dans sa séance du 2 Août 1882

SEDAN

IMPRIMERIE DE JULES LAROCHE

22, GRANDE RUE, 22

1883

ESSAI SUR LA MÉLANCOLIE

I.

La tendance invincible à ressentir une impression défavorable de toutes les circonstances de la vie, à s'exagérer l'importance des évènements adverses et à rester indifférent aux faits heureux ; le penchant à incriminer le passé, à souffrir du présent et à redouter l'avenir ; la disposition à voir partout la marque et le résultat inconscient du fatalisme ; le détachement de l'existence ; la désaffection et la défiance de soi-même et des autres : tels sont, à notre avis, les principaux traits de cet état mental qu'il faut comprendre sous le nom de mélancolie.

Nous le séparons ainsi de la *mélancolie des anciens,* folie tranquille et triste opposée à la manie furieuse et liée d'après eux à un état particulier de la bile ; de la *lypémanie,* véritable délire ayant pour caractéristiques la crainte et l'abattement et affectant plus du tiers des aliénés renfermés dans nos asiles ;

de la *misanthropie,* faite de haine et d'envie plus que d'indifférence ; de *l'hypochondrie,* qui n'est qu'une sensation physique, due en réalité à un désordre organique ou fonctionnel, mais accrue et multipliée par un travail maladif de l'imagination.

Assimilerons-nous notre mélancolique à l'Anglais atteint de *spleen,* c'est-à-dire en proie à l'ennui habituel, ou au Romain que l'abus des satisfactions sensuelles a conduit au *tœdium vitœ ?* Egoïsme d'un côté, découragement de l'autre. Il est difficile que l'homme qui s'attriste sans nulle raison ou sans raison suffisante reste à l'abri de ces deux travers d'esprit ; mais, sans en disculper complètement le mélancolique tel que nous l'entendons, nous lui accorderons volontiers une certaine dose de sensibilité générale, exagérée seulement en ce qui concerne le moi, tout en le défendant de ce genre d'attendrissement convenu et de mélancolie artificielle qui a été en honneur à plusieurs époques de notre littérature.

Ce n'est ni une maladie ni une lésion mentale. Pour bien établir le sens que nous voulons donner à ce terme de mélancolie, qui a exprimé tant de conceptions différentes, suivant qu'il était employé par les philosophes, les poètes, les médecins des diverses écoles, disons que le mélancolique n'est pas forcément un malade, car l'état de son esprit est indépendant de toute lésion de l'organisme, avec cette réserve que la mélancolie elle-même peut imprimer tôt ou tard une altération plus ou moins profonde à la santé du corps. Ce n'est pas non plus un halluciné, dont les sens et l'entendement sont le jouet d'illusions délirantes. Notre mélancolique pos-

sède l'exercice de toutes ses facultés et le fonctionne-
ment normal de tous ses organes; son unique mal
est de voir et d'apprécier toutes choses comme à
travers des lunettes teintées de noir qui seraient
placées devant les yeux de son esprit. Ce mal, nous
ne trouvons dans le langage médical qu'une seule
dénomination qui puisse lui être appliquée: c'est une
névrose douloureuse de la pensée.

Sous l'influence de la mélancolie, l'homme souffre
sans chercher à combattre sa souffrance et sans
vouloir en attribuer la cause à autrui ou lui en faire
ressentir les effets; s'il est malheureux, il ne rend les
personnes qui l'entourent solidaires de sa peine que
par l'influence contagieuse d'une tristesse invariable
et uniforme, qui le tient même à l'écart des bizar-
reries d'humeur et des excentricités de caractère; les
chagrins des autres, dont il croit avoir l'expérience
personnelle, excitent sa pitié, tandis que ses propres
déboires ne l'impressionnent plus que comme des
évènements ordinaires auxquels il doit s'attendre.
Jugeant enfin l'espèce humaine dans son entier d'après
ce qu'il éprouve lui-même, il a la conviction que la
vie est un labeur et cette terre un lieu d'épreuves.

Le sommeil lui manque. Il traite avec la même
apathie ses affaires et sa santé. Le soin de sa per-
sonne lui coûte de tels efforts qu'il en arrive vite à la
négligence. Sa défiance générale et son désintéres-
sement du monde extérieur le portent à fuir toute
société, toute conversation, tout échange de pensées
et de sentiments. La parole lui est une fatigue et un
ennui, même pour les choses de nécessité et dans son

propre entourage. S'il sort, il évitera de passer par les lieux fréquentés, et il fera ses promenades solitaires et écartées la nuit plutôt que le jour. Commence-t-il un travail, il ne tarde pas à le laisser là par dégoût et lassitude. Que malgré lui il soit mêlé à une réunion ou à une fête, diner, bal, spectacle, son indifférence habituelle devient une souffrance véritable ; étranger au plaisir des autres, il n'a qu'une idée, se retrouver au plus vite avec lui-même.

Son peu de propension au suicide. Etant donné un tel homme, tout semblerait faire croire qu'il sera enclin à abréger par le suicide une existence terne et sombre, sans joie et sans espoir. Rien de moins fréquent cependant que la mort volontaire des mélancoliques. Est-ce parce qu'ils font trop mince cas de cette vie pour prendre la peine d'y mettre un terme ? N'est-ce pas plutôt un manque salutaire d'énergie qu'il faut invoquer ici, chez des hommes qui se laissent comme aller à la dérive ? Plusieurs, et c'est peut-être le grand nombre, attendent par principe de foi que Dieu les appelle.

II

Y a-t-il une prédisposition naturelle à la mélan- *Des causes de la mélancolie.*
colie? en d'autres termes, certains hommes appor- *Elle est toujours acquise.*
tent-ils en naissant une organisation particulière,
sous l'influence de laquelle les incidents variés de la
vie développent en eux un penchant inné à la tristesse? Ce fâcheux privilège a été longtemps accordé
au tempérament bilieux, jusqu'à l'époque toute ré-
cente où la classification si nettement tranchée des
quatre tempéraments et de leurs combinaisons a
cessé d'être un article de foi physiologique et médical.
Si l'on veut pourtant s'en tenir à cette catégorisation
un peu surannée, il se trouvera au moins autant de
mélancoliques parmi les lymphatiques que parmi les
bilieux.

D'une façon générale, on doit admettre que la
nature a placé dans l'esprit des hommes toutes les
variétés de caractère, depuis la gaîté jusqu'à la
tristesse instinctive; mais il faut reconnaître aussi
que ce germe naturel se modifie à un tel point par
l'effet de l'éducation, du genre de vie, du milieu, que
le premier élément devient négligeable.

Introuvable chez les enfants, la mélancolie est *Elle n'existe ni chez l'enfant ni dans le peuple ni dans les sociétés voisines de l'état primitif.*
rare dans le peuple, et, en suivant cet ordre d'idées,
nous ajouterons, contre les mélancolies natives, un
argument tiré de notre observation personnelle.

Durant un long séjour en Algérie, des fonctions spéciales nous mettaient en rapport direct avec un grand nombre d'Arabes, dont la plupart passaient la meilleure partie de leur temps dans l'inaction; nous n'avons constaté parmi eux qu'un seul exemple de mélancolie, chez un jeune indigène de grande famille qui avait puisé au lycée d'Alger une instruction digne de faire honneur à un Français de la métropole.

Elle paraît être en rapport avec les progrès de la civilisation. Le fait exceptionnel que nous venons de signaler nous amène sans transition à exprimer notre sentiment sur les causes de la mélancolie, qui est pour ainsi dire inconnue dans l'état primitif des hommes et des sociétés. Bien que multiples, ces causes se rattachent toutes à la constitution de notre état social actuel. L'augmentation de la richesse et du bien-être matériel, l'attention portée aux choses de l'esprit, le raffinement de la sensibilité et des impressions morales, en un mot les perfectionnements d'une civilisation avancée conduisent à la mélancolie plutôt qu'ils n'en éloignent. Allons-nous conclure de là qu'il faut retourner en arrière, pour fuir les conséquences possibles de la culture intellectuelle et du progrès? A Dieu ne plaise! Nous aimerons mieux rechercher les moyens de prévenir et de combattre la mélancolie, dans les conditions où la marche du temps nous a placés.

Causes diverses : Les circonstances qui sont de nature à faire naître la mélancolie sont extérieures ou intimes, d'ordre physique ou d'ordre moral, sociales ou professionnelles.

C'est dans les pays à climat humide, à ciel bru- Climatériques.
meux, que l'humeur sombre s'observe le plus communément. Une influence analogue est exercée par
les professions sédentaires qui n'exigent ni une application soutenue de l'esprit ni une grande activité
physique, et par celles qui tiennent éloigné du commerce des hommes. La navigation, la vie de bureau
occupent peut-être le premier rang dans ces situations qui imprégnent de leur monotonie énervante le
caractère de ceux qui y sont voués.

Après bien d'autres, nous avons observé aussi que Sociales.
le célibat, passé les années bruyantes de la jeunesse,
et le veuvage, lorsque celui des époux qui manque
était digne de regret, sont éminemment propres à
développer les passions tristes. Qui n'a pas rencontré
sur sa route, sans les avoir jamais vues sourire, des
filles ayant atteint l'âge auquel il faut renoncer à
remplir les devoirs naturels d'épouse et de mère ?
Qui n'a connu des hommes sur le retour, que les
exigences de leur carrière, ou le défaut de résolution, ou un sentiment d'égoïsme a laissés s'attarder
dans le célibat, et qui volontiers troqueraient le poids
de leur solitude contre les soucis de la famille, si
riches en compensations ? Qui n'a eu à réconforter,
longtemps encore après la perte de leur femme ou de
leur mari, de malheureux veufs que la mort avait
privés d'une société passée à l'état de douce habitude,
et pour qui rien ne pouvait remplir le vide qui s'était
fait à leurs côtés ?

Il n'est pas rare de rencontrer des buveurs mélan- Cause particu-
lière, l'alcoo-
lisme.
coliques, à qui le vin est loin de faire voir le monde

en rose. Qu'ils aient commencé à boire pour combattre l'impression d'un chagrin passager, ou pour
obéir à une espèce d'entraînement sollicité par d'anciens amis de la bouteille, ou seulement pour satisfaire
un désir, un appétit morbide, le résultat lé plus
ordinaire des excès bachiques répétés est une tristesse morne, dont on peut se rendre compte aussi
bien par la conscience humiliante que les buveurs ont
de leur faiblesse que par la réaction dépressive de
l'alcool sur l'organisme. Dans une première période,
l'affaissement et la mauvaise humeur du lendemain
sont en raison de la gaîté et de l'excitation factices
de la veille; plus tard, le vin lui-même semble amer,
en ce sens que du premier au dernier verre il ne fait
qu'épaissir le manteau noir qui pèse désormais en
permanence sur les idées de l'alcoolique.

Causes morbides. Nous ne ferons qu'indiquer l'influence de l'anémie
essentielle ou symptomatique, de l'hystérie, des
désordres menstruels, de la grossesse, des troubles
de la digestion et des fonctions génito-urinaires, de la
syphilis sur la production de la mélancolie. Cette influence est réelle et considérable; mais nous avons
déclaré dès le début de ce travail que nous voulons
considérer la mélancolie dégagée de toute association
pathologique.

Causes morales. Abordons maintenant la série des causes morales.
Les unes n'agissent que temporairement : ce sont
celles qui atteignent nos facultés affectives, car le
cœur de l'homme est ainsi fait que les blessures les
plus profondes ne sauraient s'y éterniser. Une douleur
vive, causée par la perte de personnes chères ou

même par les tourments de l'amour, fait bientôt place à un état de langueur morale qui n'est pas sans charme, à un souvenir non exempt de douceur, jusqu'à ce qu'une impression nouvelle, un évènement imprévu rattache à la vie et la fasse encore trouver bonne. Aussi accorderons-nous une importance beaucoup plus grande, dans la genèse de la mélancolie, aux causes qui sont durables par nature et, parmi elles, à l'avarice, jamais satisfaite, à la ruine sans espérance, à la perte définitive d'un rang ou d'une situation longtemps possédés, à l'ambition déçue, à l'oisiveté, à la captivité, à l'exil, au remords.

Qu'il nous soit permis de donner une mention spéciale à l'oisiveté, si puissante à créer la mélancolie, surtout lorsqu'elle succède directement à une vie chargée de travail, comme il arrive souvent aux gens d'affaires et de négoce, qui ont acquis par de longs efforts ce qu'ils appellent le droit au repos. Un changement brusque et complet s'opère en eux et autour d'eux, sans que leur manière de vivre antérieure les ait préparés à remplacer une agitation incessante de l'esprit et du corps par un usage agréable ou même par un usage quelconque de leurs nouveaux loisirs. Chez les militaires retraités, le manque d'occupation à but déterminé se complique d'un isolement souvent absolu, faisant suite à la bonne et nombreuse camaraderie du régiment.

Influence singulière de l'oisiveté.

III

Si nous avons réussi, dans les pages qui précèdent, à bien établir les caractères de la mélancolie, regardée non comme une maladie ou une lésion mentale, mais comme un état psychologique particulier, compatible avec la marche régulière de toutes les fonctions vitales; si nous avons pu marquer mieux le sens de cette névrose intellectuelle en en déterminant les principales causes, il nous reste, pour compléter notre travail et lui donner un but pratique, à exposer les moyens qui nous paraissent les meilleurs pour guérir un mal presque insaisissable, imaginaire plutôt que physique, dépendant de la philosophie plus que de la médecine.

C'est en effet dans le domaine de la philosophie que nous trouverons nos meilleures ressources; c'est d'un appel à la raison, à la droiture de l'esprit et à la bonté du cœur que nous tirerons nos armes les plus efficaces contre la mélancolie. Puissions-nous toucher juste, puissions-nous mettre dans ces lignes un peu de la sympathie que nous ressentons pour tous ceux qui portent en eux cette douloureuse blessure, invisible, et par cela même difficile à panser ! Nous serons trop heureux si un seul mélancolique éprouve quelque bien à les lire.

L'homme naît avec un fonds de qualités et de défauts, dont les unes ou les autres prédomineront à l'âge viril, suivant les hasards d'une culture plus ou moins entendue, d'une existence plus ou moins favorisée par les circonstances extérieures, d'une constitution plus ou moins robuste, d'une situation plus ou moins conforme aux aptitudes naturelles. Si la résultante de ces divers éléments forme un tout harmonique, elle pourra se caractériser par un seul mot : bonheur, en tant que ce mot exprime un équilibre parfait des forces et du travail, des aspirations et des jouissances, des besoins et des ressources, des droits et des devoirs. Lorsque, au contraire, il y a désaccord entre la manière d'être de l'homme et le rôle qu'il est appelé à jouer sur la terre, il s'ensuit une anomalie, une déviation qui se traduit presque fatalement dans l'homme lui-même par un sentiment mélancolique.

Importance de l'équilibre entre les facultés de l'individu et son état social.

Parlant ainsi, nous avons en vue toute une légion de déclassés, et les plus nombreux d'entre eux sont les célibataires, ces indécis qui, à force de temporisations, ont transgressé la loi de nature la plus universelle. Ce n'est pas impunément qu'on se soustrait aux obligations capitales qui s'appellent le mariage et la création d'une famille : conscience d'une mission manquée, vide, ennui, solitude, telles sont ici les conséquences de l'abstention. C'est pour cela que, sans faire valoir les autres raisons qui militent en faveur du mariage, raisons qui n'ont contre elles que l'égoïsme, nous proclamons hautement qu'à notre point de vue particulier l'homme doit se marier.

Utilité du mariage.

Le mariage, nous le voulons bien, est une source abondante de préoccupations morales et matérielles. Contre les premières, le meilleur préservatif consiste à apporter soi-même et à rechercher comme principale dot l'honnêteté, dans son acception la plus étendue. Une telle sauvegarde met hors des atteintes de la jalousie, de la défiance et du soupçon. Quant aux soucis matériels, ils ne servent qu'à doubler les forces pour le combat de la vie; toute invitation au travail est salutaire, et tout travail fait rend plus content.

La vie de famille est faite pour tous. Mariez-vous donc avant l'âge de la prescription, hommes de sensibilité et d'honneur, car il n'est pas bon de vivre seul. Ce conseil plein d'intérêt s'adresse à tous, même à ceux qui ont choisi le métier des armes, très conciliable avec les obligations du foyer. Aux Etats-Unis, des pères de famille ont su constituer une vaillante armée, et, pour notre part, nous avons vu pendant la guerre contre l'Allemagne les officiers mariés payer un large tribut à la mort, qu'ils affrontaient avec cet esprit de devoir que le mariage avait grandi en eux. Aux orphelins et aux veuves laissés par ces braves, l'Etat est venu justement en aide; c'est une dette dont il aime à s'acquitter, et notre pays ne peut que gagner, malgré quelques charges, à voir se former un grand nombre de ces familles militaires où l'éducation, souvent austère, est toujours empreinte de dignité et de patriotisme.

Dans notre organisation sociale, l'initiative du mariage appartient exclusivement à l'homme; il n'en est pas moins vrai que le rôle d'attente passive imposé à la femme perdra de son importance, si la coutume que nous préconisons se généralise. Aidons, si vous voulez, à rendre le mariage plus souhaitable et partant plus fréquent, en élevant nos filles en vue de cette honnêteté qui devrait présider à toutes les unions, et non en les couvrant d'une couche trompeuse de vernis sans consistance. Craignons de jeter nos enfants hors de leur voie, nos filles, par un encouragement malsain accordé à des goûts plus hauts que leur situation future, nos fils, par une direction vicieuse donnée à leur travail, à leur choix d'une carrière. Il faut bien prendre garde que le savoir-faire de l'ouvrier soit au niveau de sa tâche ; l'infériorité, l'insuffisance de l'un par rapport à l'autre est une grande source d'amertume, alimentée par l'examen personnel et comparé et par les naufrages de l'amour-propre. *Il faut savoir préparer le bonheur de ses enfants.*

Le mariage, que nous avons vanté, n'est bienfaisant qu'à la condition qu'on en remplisse consciencieusement toutes les charges, dans le présent pour soi-même, et dans l'avenir pour ses enfants. Créer autour de soi une famille honnête, c'est se mettre en garde contre la tristesse et c'est fonder pour les siens une école de bonheur.

Si nous sommes destinés par nature au mariage, une loi plus absolue nous condamne au travail. Là, point d'exception, point d'empêchement ni d'excuse valable. Au plus grand nombre, et envers eux toute exhortation est superflue, la nécessité du travail s'impose pour la satisfaction des besoins de l'existence. Ceux qui ont trouvé dans leur berceau de quoi *Nécessité absolue du travail.*

suffire à ces exigences de la condition humaine ne sont pas sûrs de conserver toujours des biens éminemment instables, et ils doivent pour cela même s'exercer à vivre par leurs propres efforts. Mais fussent-ils garantis contre toute occasion de ruine, les riches n'en ont pas moins, comme les ouvriers de la vigne de l'Evangile, à répondre à l'appel général du travail, s'ils veulent alléger leur part du fardeau que nous portons tous ici-bas. Nulle sécurité matérielle ne dispense du soin de remplir par une action personnelle le vide du temps, car l'ennui et la tristesse sont les premiers fruits du désœuvrement. Sans la saveur du travail, qui procure d'autant plus de satisfaction qu'il est volontaire, les jouissances de la richesse ne tardent pas à perdre, par la fade satiété, ce qu'elles ont d'agréable; au contraire, le riche qui vient de faire une chose utile trouve dans le luxe qui l'environne comme une légitime récompense à son labeur : c'est un bien dont il s'est montré digne.

Le travail est donc aussi nécessaire pour empêcher d'être malheureux qu'il est indispensable pour faire subsister. Nous contenterons-nous de le recommander d'une manière formelle, mais vague, comme remède à la mélancolie? Où bien essaierons-nous de déterminer quels sont les genres d'occupation les plus capables de la prévenir? Il faut sans doute tenir grand compte en ceci des complexions individuelles, des goûts et des aptitudes. Aux uns convient le travail mécanique et manuel, à d'autres le commerce ou l'industrie; ceux-ci sont portés à l'étude des sciences,

ceux-là à l'examen des questions historiques, philoso-
phiques et littéraires; quelques-uns se sentent doués
pour l'exercice d'une profession libérale, d'autres
croient pouvoir être utiles au bien public en occupant
une charge de l'Etat.

Quelle que soit la voie qu'on embrasse, ce qu'il *D'un travail ré-gulier et assidu.* faut pour mettre presque sûrement à l'abri de la
mélancolie, c'est une occupation aussi régulière que
possible et absorbant une bonne partie du temps de
chaque jour. Il est sage de faire alterner les heures
de travail avec des périodes de repos et avec la
charmante distraction des repas pris en famille. Une
fois ce régime établi, comme le bonheur réside surtout dans la régularité des habitudes, il s'ensuit une
coutume ininterrompue de bien-être moral, qui ne
laisse aucune place à la discrétion de l'ennemi, aucune
prise à l'assaut des idées noires.

Il est une qualité particulière du travail qui lui *Auquel s'attache l'idée du devoir.* donne plus de prix : c'est celle qui se rattache au
sentiment du devoir accompli. Le temps semble court
et la vie paraît bonne à ceux qui se sont marqué une
tâche obligatoire et s'en acquittent fidèlement, surtout si leur activité s'exerce en dehors d'eux-mêmes,
si leur attention, appliquée à un objet étranger, est
ainsi détournée des préoccupations personnelles qui
entrent pour une si grande part dans les souffrances
de l'esprit. Que cette diversion soit complétée et
ennoblie par la conviction intime d'un bien opéré,
d'un service rendu, elle produira plus de joie inté-
rieure que n'en sauraient donner tous les plaisirs.

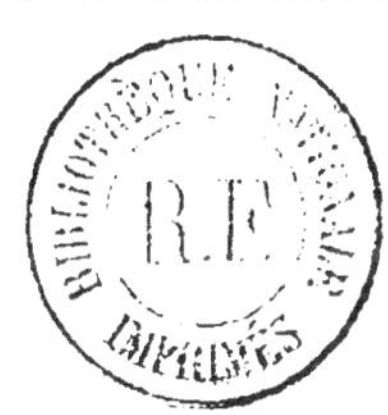

N'y a-t-il pas un danger réel à acquérir du savoir, à rendre son goût plus pur par l'étude, à rechercher dans la lecture des sujets de méditation, à élever en un mot le niveau de sa pensée, puisque le pessimisme passe pour être un produit de la science et que les épreuves de ce monde sont plus rudes aux natures délicates? Oui, certes, il existe là un écueil, auquel n'ont pas échappé Dante, Pascal, Rousseau, Chateaubriand, Byron, Leopardi, Musset et d'autres que le génie avait placés au-dessus des règles communes de l'humanité. Il semble que le génie ait la douleur pour compagne inséparable; mais allons-nous mesurer nos vêtements à la taille de ces géants? Que d'autres décident si le bonheur des humbles est préférable aux étreintes de la gloire. Pour nous, nous nous adressons non à tous, car le mal que nous étudions ne frappe qu'une sorte d'aristocratie intellectuelle, mais cependant à un groupe d'hommes trop nombreux pour que les lois générales ne leur soient pas applicables.

Il y a des livres qui rendent meilleur : ce sont ceux-là qu'il faut lire, et non ceux qui démontrent la vanité de toute chose; il y a une philosophie qui rend indulgent envers l'espèce humaine : c'est celle-là qu'il faut connaître. Pourquoi rechercher avec une obstination opiniâtre l'envers des bons sentiments, le but intéressé des bonnes actions? Rien de décourageant comme la prévention systématique à l'égard d'autrui, rien de salutaire comme la bienveillance universelle. Et ne dites pas que l'opinion favorable ou mauvaise qu'on se fait du monde extérieur est simple affaire de tempérament; la volonté intervient ici pour un appoint considérable, et le choix des lectures aide efficacement à développer le sentiment de sympathie qui donne du charme à l'existence.

Nous estimons que la culture des arts est bien faite pour constituer une réserve de consolations à l'usage des mauvais jours. A défaut d'un ami, le violon ou le piano qui traduira sous vos doigts une page de Beethoven ou de Mozart, de Schubert ou de Mendelssohn, émoussera votre douleur et remplira votre solitude. Si votre crayon ou votre pinceau sait rendre avec fidélité ce que la nature dit aux yeux, vous aurez appris à observer, dans le sens général de ce mot, c'est à dire à découvrir des beautés qui échappent à la plupart, et vous aurez pris l'habitude de fixer votre pensée hors de vous-même, comme le recommande la sagesse. En résumé, la musique, le dessin, la peinture sont d'excellents moyens de combattre la tristesse. Pour que nos enfants arrivent tout armés devant les difficultés de la vie, donnons-leur le goût du beau et tâchons, s'il est possible, de rendre leur main habile.

Après avoir essayé de démontrer l'utilité du travail sous toutes ses formes comme antagoniste de la mélancolie, nous serions heureux de faire partager à nos lecteurs, dans le même but, la conviction que nous avons de la nécessité du lien social. A ce point de vue, l'union étroite du mariage mérite le premier rang, et à sa suite viennent les autres rapports nés de la famille : amour des parents, attachement des enfants, affection mutuelle des frères et des sœurs. Mais, outre qu'il n'est pas donné à chacun de jouir de ces biens d'ailleurs inestimables, leur possession n'est peut-être pas suffisante pour répondre à tous les besoins du cœur de l'homme. Une large place y est réservée à l'amitié, non pour donner asile à beaucoup d'amis, mais à cause du grand rôle qu'un unique ami est souvent appelé à jouer dans notre vie morale. Bien que le mariage doive être basé sur une confiance mutuelle illimitée, la communion des époux peut être rendue imparfaite par des différences d'éducation, d'âge, d'emploi du temps; les parents et les enfants se séparent; les frères s'éloignent, à moins que ce ne soient des questions d'intérêt qui les divisent. Pour toutes ces raisons, il faut un ami, toujours disposé à écouter et à consoler, assez confiant d'autre part pour réclamer ces services qu'il est si agréable de rendre à qui l'on aime.

Le confident du mélancolique est fréquemment son médecin, à qui nous ne saurions demander trop de patience, trop de bienveillante attention pour les longs récits et les plaintes fondées ou non du patient. Il faut ici beaucoup plus d'art que dans les cas difficiles de médecine et de chirurgie. Surtout pas de démonstration rationnelle, rien qui heurte les idées bien arrêtées du malade en le convainquant d'erreur : c'est avec des paroles de bonté et des témoignages d'affection qu'il est possible de le guérir.

Les relations de société ne doivent pas se borner au champ restreint de l'amitié et de la famille. Pour avoir souffert du contact des hommes et fait l'expérience parfois amère de l'injustice qui nous environne, il ne faut pas se condamner à l'isolement dans la foule. Prononcer l'ostracisme du genre humain, c'est manquer soi-même d'équité envers bon nombre de ses semblables, qui ne méritent pas un pareil jugement, et nous pensons qu'il y a moins d'inconvénients que d'avantages à se mêler au groupe des passagers qui font en même temps que nous la traversée de la vie. Sur le pont du navire, la conversation peut être futile, les marques de politesse peuvent n'être qu'extérieures, mais que demandons-nous à ceux que le hasard nous a fait rencontrer, chemin faisant, si ce n'est un apport égal au nôtre dans la mise en commun des provisions de route ?

Nous ne saurions trop recommander la recherche des liens sociaux à ceux qu'attriste l'éloignement de leur famille et de leur pays. Contre l'obsession d'esprit qui suit une séparation temporaire, comme celle dont souffrent les collégiens, les jeunes soldats, les marins, les fonctionnaires des colonies, le travail même excessif est le meilleur moyen de réagir; mais il y a aussi dans la société de compatriotes qui ont le même langage, des souvenirs et des regrets communs, un excellent remède contre l'absence. Pour les vrais exilés, qui n'ont qu'un espoir vague et éloigné de revoir patrie, parents et amis, nous leur conseillons de puiser les éléments d'une nouvelle vie sociale dans le commerce d'hommes ayant, à défaut de la communauté d'origine, la plus grande conformité possible de goûts, de savoir, de principes et de sentiments.

De leur utilité dans la nostalgie.

Aux causes physiques de la mélancolie, la raison indique d'opposer des remèdes de même nature.

Moyens physiques à opposer à la mélancolie :

Voyages.

Les voyages sont un bon moyen de combattre l'influence attristante des climats rudes et des atmosphères embrumées. Il y a dans les pays du soleil, dans le midi de la France, l'Italie, l'Algérie, une action pleine d'attrait qui s'exerce d'abord sur les sens et peu à peu sur la situation de l'esprit. La lumière répandue à profusion dissipe les idées sombres, et les chaudes caresses des rayons solaires sur l'épiderme font éprouver un bien-être qui transforme insensiblement le caractère. Mais pour aller à la recherche de ces bienfaits, il n'est pas bon que le mélancolique voyage seul; il a besoin, chez lui et ailleurs, de trouver toujours un bras ferme qui lui serve d'appui, un cœur dévoué qui le relève de ses défaillances. En route surtout, il lui faut un compagnon qui prenne la plus lourde charge des embarras pratiques du voyage.

Chasse.

A ceux qui ne peuvent faire ni de longues absences ni des excursions coûteuses, la chasse offre des ressources très appréciables. Nous conseillerions vivement ce mode d'activité physique, s'il n'était en contradiction avec l'apathie d'ordinaire insurmontable des hommes enclins à la tristesse. C'est en vain que nous leur prescririons un effort dont ils ne sont pas capables. Contentons-nous, faute de mieux, d'un exercice modéré, d'une promenade quotidienne, assez longue pour amener un peu de fatigue et faciliter le sommeil, qui fait trop souvent défaut. Si, pour chasser l'insomnie, ce procédé hygiénique ne suffit pas, il faudra demander le sommeil artificiel au chloral plutôt qu'à l'opium, qui ne fait pas toujours dormir et augmente

Promenades.

par contre l'espèce d'engourdissement mental qui est de règle chez le mélancolique.

Contre la torpeur et la lassitude habituelle des membres, on se servira avec beaucoup de profit des agents hydrothérapiques, non pas qu'il ne faille redouter une certaine dépression à la suite des premières douches ou des premières affusions; mais l'effet tonique de l'eau froide ne tarde pas à se faire sentir. Un régime substantiel est nécessaire pour tenir l'organisme en concordance avec la suractivité fonctionnelle qui résulte de l'hydrothérapie. *Hydrothérapie.*

L'abattement moral, dans quelques situations particulières, est en relation directe avec l'état de la santé. Il est alors indispensable de mettre en œuvre tout ce qui est capable de modifier favorablement ce dernier. Les ferrugineux, les antispasmodiques, les emménagogues pourront faire disparaître du même coup la mélancolie, d'une part, et d'autre part l'anémie, l'hystérie, la dysménorrhée qui lui avaient donné naissance. Une attention toute spéciale doit être accordée aux désordres de l'estomac et à ceux de l'appareil génito-urinaire, à cause du retentissement profond qu'ils ont les uns et les autres sur la tournure des idées. Il y aurait de l'héroïsme à conserver sa gaîté à travers des digestions laborieuses ou au milieu des supplices de la dysurie. Au lieu d'exiger cet effort surhumain, appliquons-nous à rétablir en même temps la santé des organes malades et l'équilibre de l'âme. *Mens sana in corpore sano.* Ajoutons que dans ces cas l'action médicale recevra un utile se- *Moyens médicaux.*

cours des moyens généraux que nous avons déjà recommandés : travail proportionné à l'état des forces, vie en commun, diversions de toute sorte.

La mélancolie liée à l'alcoolisme est tout à la fois la plus aisément curable et la plus rebelle. Effet, elle ne survit pas à la cause qui l'a produite, si celle-ci vient à être supprimée. Par malheur il n'y a guère que les buveurs endurcis qui soient réellement mélancoliques, et le seul remède qu'ils entendent porter à leur tristesse, c'est le vin ou l'absinthe qui l'a progressivement amenée. Comme les fumeurs d'opium ou de haschich, ils cherchent dans leur funeste pratique l'oubli, l'hébétude et le délire, c'est-à-dire tout ce qui peut les tenir pour un temps éloignés de leurs préoccupations constantes. Nous croyons, avec bien des observateurs, que pour arriver à faire cesser l'abus des spiritueux il faut en proscrire absolument l'usage. L'abstention complète est plus facile à obtenir qu'une sorte de diète relative et graduelle, car permettre un seul verre, c'est en faire désirer un second, puis un troisième, c'est évoquer matériellement le dangereux souvenir d'un absent regretté.

Il nous reste à parler des mélancolies d'origine morale, les unes transitoires, dues aux déchirements du cœur, qui guérissent par l'effet du temps et des affections nouvelles ; les autres plus profondes et plus persistantes, contre lesquelles le sentiment religieux et la raison philosophique sont seuls tout puissants. Les principales causes de ce genre de tristesse sont la perte du rang et de la fortune, l'ambition trompée, l'avarice. S'il est cruel toutefois d'assister à sa propre ruine et à la fuite de ses illusions, si la pauvreté et l'abaissement sont plus pénibles à qui a connu honneurs et richesse, le vrai sage ne sait-il pas s'accommoder d'une vie modeste, même lorsqu'elle remplace une existence dorée et brillante ? Il y trouve la paix, il y trouve souvent aussi une raison de se remettre au travail, ce consolateur suprême.

Nous ne tenterons pas d'indiquer à l'avare comment il pourrait combattre les obsessions mélancoliques *(Action indirecte contre la mélancolie des avares.)* qui naissent de sa prévoyance excessive, de ses craintes exagérées pour l'avenir. Il est certaines situations de l'esprit qui défient tous les raisonnements contraires; l'avarice est de celles-là, et les plus belles exhortations n'ont aucune prise sur elle. En vain démontrera-t-on à l'avare que la richesse n'est pas un but, mais seulement un moyen de rendre la vie agréable; que la charité est une source de jouissances; que les biens de ce monde n'ont de prix qu'à la condition d'en faire un judicieux usage. Tout cela pourra être admis en théorie, mais ne tiendra pas dans les actes contre le désir de posséder et contre la peur insensée du besoin. Aussi, sans chercher à guérir un mal à peu près sans remède, nous nous bornerons à faire une observation qui comporte sans doute l'indication du meilleur moyen de prévenir l'avarice : c'est que la grande majorité des avares se recrute parmi les célibataires, vieux garçons qui ont su autrefois dépenser sans compter leur argent et leur jeunesse, vieilles filles qui, condamnées à vivre dans un cercle étroit, ont vu se limiter leur horizon et se rétrécir leurs idées.

A prémisses claires, conclusion simple : le mariage et l'administration de la famille, en habituant à se servir largement des biens dont on dispose, mettent en garde contre la mélancolie, fille de l'avarice. Nous revenons par là à notre thème initial : l'utilité du mariage envisagé au point de vue de l'état de l'esprit.

Conclusions. Le but que nous avons poursuivi dans ce travail est essentiellement pratique. Il serait atteint si nous étions parvenu à indiquer quelques moyens utiles à opposer à la mélancolie, et surtout à les faire accepter. Après avoir placé, au cours de notre étude, chacun des remèdes qui nous paraissent les plus efficaces en regard des causes correspondantes, nous devrions, par une sorte de synthèse, réunir nos recommandations éparses, les condenser et en faire comme un programme destiné à servir de règlement de vie aux atrabilaires. Par malheur, il n'est pas plus possible d'unifier ainsi le traitement de la mélancolie que de réduire à une seule prescription pharmaceutique la méthode à suivre pour guérir la maladie la plus simple. Les causes déterminantes de cette névrose intellectuelle sont trop diverses pour qu'elles arrivent à produire un mal toujours identique et partant toujours justiciable des mêmes agents curatifs.

Il est cependant un certain nombre de préceptes qui sont d'une application générale. Nous nous faisons un devoir de les formuler, convaincu de leur nécessité pour prévenir la mélancolie et de leur indispensabilité pour la combattre,

L'homme qui veut être heureux a besoin d'aimer et de se faire aimer ; il doit renoncer à l'égoïsme, qui isole, et à l'orgueil, qui rend injuste. Tout en gardant avec soin les affections originelles de la famille et celles que l'amitié fait acquérir, il ne peut trouver que dans le mariage cet incomparable soutien qui résulte de la communauté des biens et des maux. L'éducation de ses enfants lui donne aussi l'occasion de sanctionner en quelque sorte son existence : si cette éducation est bonne, il aura du même coup agi pour son propre bonheur et préparé celui de sa race.

Un emploi bien ordonné du temps est le meilleur ennemi de la tristesse. Riches ou pauvres, nous devons tous travailler selon nos forces et nos moyens, et, s'il est possible, mettre un juste équilibre dans l'exercice de nos organes et de nos facultés. Tout travail est bon en soi, surtout le travail régulier, et plus particulièrement encore celui qui donne sans délai un résultat utile ou qui répond au sentiment du devoir.

Il n'y a d'heureux en ce monde que l'homme qui vit très occupé dans un milieu qui lui est cher. *Laboremus !*

Octobre 1880.